BEI GRIN MACHT SICH IHR WISSEN BEZAHLT

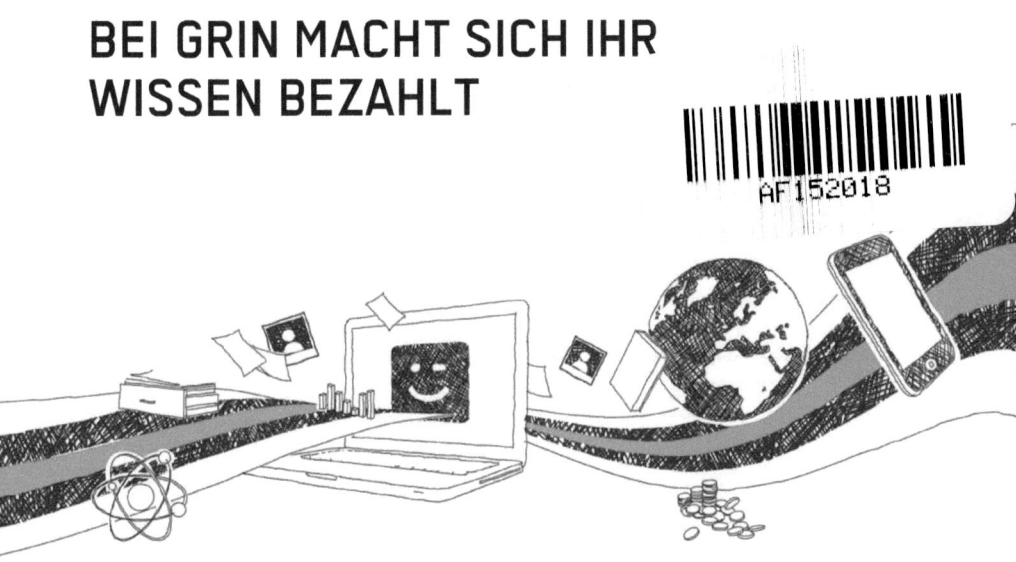

- Wir veröffentlichen Ihre Hausarbeit,
  Bachelor- und Masterarbeit

- Ihr eigenes eBook und Buch -
  weltweit in allen wichtigen Shops

- Verdienen Sie an jedem Verkauf

Jetzt bei www.GRIN.com hochladen und kostenlos publizieren

GRIN

Sven Lange

Warum die Leistungsorientierte Krankenanstaltsfinanzierung (LKF) seine Zielsetzungen nicht erfüllen konnte

Eine Literaturrecherche

GRIN Verlag

Bibliografische Information der Deutschen Nationalbibliothek:

Die Deutsche Bibliothek verzeichnet diese Publikation in der Deutschen National-
bibliografie; detaillierte bibliografische Daten sind im Internet über http://dnb.d-
nb.de/ abrufbar.

Impressum:

Copyright © 2009 GRIN Verlag GmbH
Druck und Bindung: Books on Demand GmbH, Norderstedt Germany
ISBN: 978-3-656-64147-6

Dieses Buch bei GRIN:

http://www.grin.com/de/e-book/272552/warum-die-leistungsorientierte-kranken-
anstaltsfinanzierung-lkf-seine

GRIN - Your knowledge has value

Der GRIN Verlag publiziert seit 1998 wissenschaftliche Arbeiten von Studenten, Hochschullehrern und anderen Akademikern als eBook und gedrucktes Buch. Die Verlagswebsite www.grin.com ist die ideale Plattform zur Veröffentlichung von Hausarbeiten, Abschlussarbeiten, wissenschaftlichen Aufsätzen, Dissertationen und Fachbüchern.

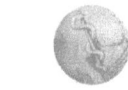

UMIT   private universität für gesundheitswissenschaften, medizinische informatik und technik
university for health sciences, medical informatics and technology

Warum LKF seine Zielsetzungen nicht erfüllen konnte? – Eine Literaturrecherche

Bachelorarbeit von: Sven Lange

Im Rahmen des Studiums Betriebswirtschaft im Gesundheitswesen an der Privaten
Universität für Gesundheitswissenschaften, Medizinische Informatik und Technik

Inhaltsverzeichnis

1. Einleitung

Das österreichische Gesundheitssystem ist seit Mitte des 19. Jahrhunderts ein Sozialversicherungssystem in der Bismarck'schen Tradition. Dieses System, das im Wesentlichen im „Bruderladen der Bergleute" seinen Ursprung hat (Hofmarcher & Rack, 2006), wird getragen von der Tatsache, dass all jene die berufstätig sind einen Teil ihres Einkommens in die allgemeine Sozialversicherung einzahlen. Somit ist dem Versicherungsgedanke einerseits und der solidarischen Umverteilung durch die Pflichtversicherung andererseits genüge getan.

Aufgrund demographischer Entwicklungen - sinkende durchschnittliche Anzahl der Kinder je Frau (Statistik Austria, 2008) - und wirtschaftlicher Entwicklungen – Wirtschaftswachstum durch Kapitalertragswachstum (Höß, Staudinger, 2007) - wird seit Ende der 1970er Jahre in Österreich darüber lamentiert, dass das österreichische Gesundheitssystem in der damaligen Ausprägung im Hinblick auf die Themenkomplexe – Leistungsumfang – Zugangsgerechtigkeit - Finanzierung - Vergütung, in der damaligen Form nicht mehr im erwünschten Ausmaß finanziert werden konnte. Bedenkt man auch das ausgeprägte Bismarck'sche Dreiecks-Modell in Verbindung mit dem in Österreich geltenden Prinzip „Föderalismus vor Zentralismus", so steht dieses Gesundheitssystem für hohe Komplexität und eine Vielzahl von Interessensträgern, die mehr oder weniger pro-aktiv zur Veränderung des Gesundheitssystems beitragen (Höß, Staudinger, 2007; Theurl, 2004).

In Anbetracht der Tatsache, dass erkannt wurde, dass Reformen zur Garantierung des bestehenden Leistungsumfanges und dementsprechend zur nachhaltigen Finanzierung des Gesundheitssystems notwendig sind, wurden seit Ende der 1970er Jahre zahlreiche mehr oder weniger umfangreiche Reformen initiiert und umgesetzt. Das Ziel dabei war in fast allen Fällen die langfristige, nachhaltige Sicherstellung qualitativ hochwertiger medizinischer Leistungen für die österreichische Bevölkerung.

Betrachtet man die Statistik hinsichtlich der österreichischen Gesundheitsausgaben (Statistik Austria, 2007), so zeigt sich, dass rund fünfzig Prozent der öffentlichen Ausgaben in den Krankenhaussektor fließen. Das lässt darauf schließen, dass auch dieser Bereich - der in seiner Unterhaltung verhältnismäßig teuer ist (Infrastruktur, Personal, Großgeräte, etc.) – Reformen unterzogen werden wird. Ein wesentlicher Reformschritt im stationären Sektor war die Umstellung von einem System der fixen Taggeldvergütung auf ein prospektives und leistungsorientiertes Vergütungssystem.

1.1. Prospektive Vergütungssysteme allgemein

Der Großteil der bekannten leistungsorientierten Vergütungssysteme basieren auf diagnosebezogenen Gruppen (Diagnosis-related-groups – DRG) und wurden erstmals in den USA im Jahr 1983 durch die „Health Care Financing Administration Division" gemeinsam mit der Einführung von Managed Care zur Dokumentation eingeführt (Breyer, Zweifel, Kifmann, 2005).

Das für die stationäre Behandlung entwickelte Vergütungssystem gruppierte jene Fälle, bei denen eine Patientenkollektiv dieselben Ansprüche – Parameter: Diagnose, Behandlungsmethode, Komplikationen - an die Spitalressourcen stellte (Wertheimer, Rastogi, 2002). Nachdem man aufgrund der ausführlichen Dokumentation erkannte, dass auf diese Art und Weise auch die Kosten je Diagnose nachvollziehbar wurden und somit ein Richtwert für den „Preis" einer Behandlung festgesetzt werden konnte, wurde das System auch für die Vergütung von Krankenhäusern – im Sinne einer marktwirtschaftähnlichen Vergütung: Preis definiert sich über Leistung – eingesetzt. Durch die Festsetzung des Preises für eine Behandlung orientiert an den Kosten derselbigen ermöglicht dieses „neue System" besser als die bisherigen Systeme, die für alle Patienten einen mehr oder weniger fixen Tagessatz vorgesehen haben, die Krankenhäuser nach ihrer Leistung zu vergüten.

Die WHO veröffentlicht weltweit verwendbare Klassifikationen von Krankheiten - Diagnosen - unter anderem den so genannten ICD-10 Code. Dieser Code, der Krankheiten klassifiziert und in Kategorien einteilt, wird als Basis für die DRGs herangezogen. Wie bereits erwähnt, verlangt jede Krankheit einen unterschiedlichen Ressourceneinsatz in Bezug auf Humankapital (Ärzte, Pflegepersonal) sowie Kapital (Großgeräte, Verbrauchsmaterialien), der durch die Klassifikation nach ICD-10 so festgesetzt werden kann und somit kann für jede Krankheit aufgrund des Ressourceneinsatzes, der zur Heilung benötigt wird, die Höhe der Kosten festgesetzt werden. So ist zu vermuten, dass eine schwere Operation mit nachfolgender Beobachtung eventuell sogar auf einer Intensiveinheit aufgrund von Personal- und Materialeinsatz teurer kommt als die Behandlung eines Jugendlichen, der mit Pfeiffer'schem Drüsenfieber im Krankenhaus behandelt wird. Hinzu kommt noch, dass es bei ersterem vielleicht zusätzliche Komplikationen gab, während der Jugendliche voraussichtlich nach wenigen Tagen bereits wieder aus dem Krankenhaus entlassen werden kann (BMGF, 2004).

Des Weiteren gab es natürlich aufgrund der fixen Taggeldvergütung Anreize einen Patienten länger als nötig im Krankenhaus zu behalten.

1.2. Das österreichische LKF-System

Die österreichische Version eines prospektiven Vergütungssystems, die Leistungsorientierte Krankenhausfinanzierung (LKF), wurde im Jahre 1997 für alle landesgesundheitsfondsfinanzierten Krankenanstalten in Österreich eingeführt. Die Anreize für die Krankenhäuser unter diesem System liegen darin, dass (BMGFJ, 2004; Hofmarcher, Rack, 2006; Höß, Staudinger, 2007):

- im Vorhinein bekannt ist, wie viel eine Diagnose in Punkten „wert" ist
- Kosten unter Punktewert gehalten werden
- die Betten nur im Rahmen der Verweildauergrenzen belegt werden
- Krankenhäuser sich auf DRGs spezialisieren, um Kosten zu senken – Entwicklung von Kompetenzzentren
- Redundanzen innerhalb einer Behandlung/Codierung vermieden werden

Das österreichische System der LKF wurde von einer Expertengruppe bestehend aus Medizinern aller Disziplinen, Ökonomen und Statistikern entwickelt und basiert auf den von zwanzig Referenzkrankenhäusern kalkulierten Kosten für bestimmte Behandlungen (Hofmarcher, Rack, 2006; Hope, 2006; BMGFJ, 2004). Der Terminus „Prospektives Vergütungssystem" erklärt sich aus der Tatsache, dass jeder Diagnose ein bestimmter Punktewert am Beginn der Verrechnungsperiode zugewiesen wird und eine Schätzung abgegeben wird, wie viel der Punkt in Euro wert ist. Eine Schätzung deshalb, weil erst am Ende des

Jahres der tatsächliche Wert ermittelt wird. Ein fix vorgegebenes Budget auf Länderebene seitens der finanzierenden Organe wird durch die gesamte Leistung (Summe der erbrachten LKF-Punkte), die in einem Bundesland erbracht wird dividiert und so kann es durchaus sein, dass ein LKF-Punkt der zu Beginn des Jahres auf € 0,80 geschätzt wurde am Ende des Jahres nur € 0,75 wert ist. Doch die Möglichkeit im Vorhinein abschätzen zu können, mit wie viel Vergütung bei einer bestimmten Diagnose zu rechnen ist, hilft den Krankenhäusern dabei, die Kosten dementsprechend zu koordinieren und evtl. einen „Gewinn" zu machen (Höß et. al., 2009).

Das österreichische System orientiert sich zwar, wie andere DRG-basierten Vergütungssystem am ICD-10 Code, allerdings wurde festgestellt, dass das in Deutschland oder der Schweiz angewandte System mit Haupt- und Nebendiagnosen für Österreich nicht anwendbar ist (BMGF, 2004). Zwar bildet der ICD-10-Katalog die Basis, aber das Alter des Patienten, sowie die Erbringung von Leistungen als aussagekräftiger Faktor für den Schweregrad der Erkrankung können geltend gemacht werden. Es entstand somit eine Unterteilung in „Hauptdiagnosegruppen (HDG)" und „Medizinische Einzelleistungs-Gruppen (MEL)". Diese werden weiter in „leistungs- und diagnoseorientierte Fallgruppen (LDF)" aufgeteilt, für die eine Gesamtpunktezahl berechnet wird (Fallpauschale). Diese setzt sich aus einer Leistungskomponente und einer Tageskomponente (abhängig von der Verweildauer; mit definierter Verweildauerunter- und –obergrenze) zusammen (Hofmarcher, Rack, 2006). Eine Überschreitung der Verweildaueobergrenze führt zu einer Reduktion der Vergütung.

Das System der LKF gilt nur für den stationären Bereich der landesgesundheitsfondsfinanzierten Krankenanstalten mit den weiteren, nachfolgenden Unterteilungen und nicht für die ambulanten Bereiche, die ebenso in Krankenhäusern existieren, so existieren eigene Vergütungsmodelle für unter anderem Intensiveinheiten, Rehabilitation etc.

LKF- Kernbereich: bundesweit einheitlich geregelt; orientiert sich an einheitlichen Diagnosegruppen (u.a. ICD-10, ICD-O)

LKF-Steuerungsbereich: auf Länderebene; berücksichtigt lokale Besonderheiten und Ressourcen; so kann etwa Lehre und Forschung durch den Einsatz eines Faktors abgegolten werden

Wurde im Rahmen des vorhergehenden Vergütungssystems (fixe Taggeldvergütung) nicht auf die durch den Patienten tatsächlich ausgelösten Kosten Rücksicht genommen, wird unter einem leistungsorientierten System basierend auf der Diagnose dem Krankenhaus eine bestimmte Anzahl an LKF-Punkten vergütet. Des Weiteren gibt es den Anreiz Patienten möglichst lange im Krankenhaus zu behalten heute nur mehr im beschränkten Ausmaß, da, wie bereits erwähnt, zusätzlich zu den LKF-Punkten eine Verweildauerunter- und – obergrenze für jede Diagnose festgelegt werden (BMGF, 2004).

Die österreichischen Entscheidungsträger verfolgten mit der Einführung des LKF-Systems unter anderem, die folgend genauer aufgezählt Ziele (BMGF, 2004):

- Höhere Kosten- und Leistungstransparenz

- Langfristige Eindämmung der Kostensteigerungen

- Reduzierung unnötiger Mehrfachleistungen

- Strukturveränderungen (zB Akutbettenabbau)

- Österreichweit einheitliches, einfach zu administrierendes Instrumentarium

  für gesundheitspolitische Planungs- und Steuerungsmaßnahmen

In Anbetracht der grundlegenden Struktur des neuen Systems scheint die Erreichung des ersten Teilziels „höhere Leistungstransparenz" als nachvollziehbar, da ja eine Dokumentation sämtlicher Diagnosen eine höhere Transparenz der Leistungen mit sich zieht und dadurch auch eine Kostentransparenz. Da das System marktwirtschaftliche Anreize setzen soll, gelten die erwähnten Ziele ebenso als logische Folge einer dem Wettbewerb ausgesetzten Industrie.

Die allgemeine Literatur und Untersuchungen in den verschiedenen Ländern zeigen, dass es zu Kosteneindämmungen und Verkürzungen der Verweildauer in jenen Ländern gekommen ist. Doch gilt es zu Bedenken, dass Gesundheitssysteme aufgrund ihrer vielfach über Jahrhunderte gewachsenen Strukturen schwer miteinander vergleichbar sind und es stellt sich in diesem Zusammenhang die Frage, ob die Einführung der LKF in Österreich tatsächlich zur Erreichung der Ziele, die mit seiner Einführung gesetzt worden sind, erreicht worden sind bzw. warum es zu Abweichungen davon kam. Im Gegenteil, die Arbeit geht davon aus, dass die angestrebten Ziele nicht erreicht werden konnten. Die Untersuchung dieser Fragestellung wird in dieser Arbeit aufgegriffen und mithilfe einer ausführlichen Literaturrecherche versucht zu beantworten.

Erste Indizien für die Möglichkeit der Abweichung liegen in der Tatsache, dass Untersuchungen zeigten, dass obwohl die Kosten in der einzelnen DRG gesunken sind (Theurl, Winner, 2007), die Durchschnittskosten über den gesamten Krankenhausbereich weiterhin angestiegen sind (Höß, Stummer, Staudinger, 2008). In Folge soll überprüft werden, inwieweit die anderen Ziele erreicht worden sind bzw. warum die österreichische Version der leistungsorientierten Krankenfinanzierung aufgrund der generellen Strukturierung des österreichischen Gesundheitssystems nicht wie beabsichtigt funktionieren konnte.

2. Methode und Ziel

Zur Thematik der DRG und dem damit verbundenen prospektiven Vergütungssystem und den Auswirkungen des Einsatzes eines solchen Vergütungssystems gibt es etliche Untersuchungen und Studien, die jeweils eine konkrete Auswirkung der DRG in einem bestimmten Land darstellen. Gerade im Hinblick auf Gesundheitssysteme ist es, wie bereits erwähnt, schwierig Vergleiche anzustellen, da jedes Land seine eigenen Charakteristika aufweist. Mithilfe einer extensiven Literatursuche sollen nun die diversen Anhaltspunkte geliefert werden und in Folge der Versuch einer umfangreichen Beschreibung unternommen werden, diese unterschiedlichen Ergebnisse mit der in Österreich vorherrschenden Struktur des Gesundheitssystems abzugleichen, um somit eine Antwort auf aufgeworfene Fragen geben zu können.

Dadurch soll erstmals ein Blick aus sämtlichen Winkeln geliefert werden, warum in Österreich trotz Einführung einer leistungsorientierten Vergütung, die durchschnittlichen Kosten weiterhin gestiegen sind, obwohl das Gegenteil zu erwarten gewesen wäre. Eine Untersuchung der Sensitivität bzw. der Präzision wie es Dickersin, Scherer und Lefebvre (1994) vornahmen, scheint an diesem Punkt noch nicht notwendig und sinnvoll, kann aber in einer darauf folgenden Arbeit näher untersucht werden. Die Zusammenstellung eines umfassenden Überblicks gerade für das österreichische System erscheinen vorrangig.

Die Beschreibung der methodischen Vorgehensweise, die bei Literature Reviews anzuwenden ist, ist erschöpfend, da es sich um eine Vorstufe zur Metaanalyse handelt. Eine Vielzahl der gefunden Beschreibung beschränkt sich auf die Darstellung, wie „systematisch" bei Rastererstellung, Suche und Auswertung vorgegangen wurde (Dickersin, Scherer, Lefebvre, 1994; Kaufmann, Schneider, 2006; Schöffski, Schulenburg, 2000).

Angelehnt an diese Vorlagen, wird im Folgenden das hier gewählte Vorgehen beschrieben:

- Im Vorfeld wurden zur Eingrenzung der Suche die zu durchsuchenden Medien festgelegt. Diese waren der Bibliothekskatalog der Universität Innsbruck und der UMIT durchsucht, sowie die Suchmaschinen der genannten Universitäten - EBSCOhost, PubMed, Medline, scholar.google.at, etc. – verwendet, die in den Monaten November und Dezember 2008 sowie Jänner 2009 durchsucht worden sind.

- Gesucht wurde nach englisch- und deutschsprachigen Artikeln, Büchern, die bereits zur Thematik publiziert worden sind.

- Die verwendeten Keywords lauteten:
DRG, prospective payment system, LKF Erfahrungen, Vergütungssystem, Krankenhausfinanzierung Österreich

- Entscheidend für die Aufnahme in die Literaturübersicht war, ob die folgenden Fragen mit „Ja" beantwortet werden konnten:

  o Ist die Arbeit wissenschaftlich verwertbar?

o Handelt es sich um eine Systembeschreibung, die für die zu behandelnde Fragestellung relevant ist?

o Wird ein in Österreich als Ziel definierter Themenpunkt behandelt, im Sinne einer kritischen Beleuchtung und liefert es Aufschlüsse über mögliche Fallstricke, notwendige Systemveränderungen?

o Wird auf Strukturen in denen das Vergütungssystem angewandt wird eingegangen? Kann dieses mit Österreich verglichen werden, was ist dort anders?

Trotz der beachtlichen Anzahl an Treffern (je nach Suchbegriff-Kombination weit über 10.000) besonders in scholar.google.at konnten nur einige wenige als wissenschaftlich und für diese Arbeit als relevant angesehen werden. Einige Artikel konnten nicht berücksichtigt werden, da trotz erworbener, umfangreicher Zugriffsrechte die Artikel nicht frei verfügbar waren.

Ziel der Arbeit ist es, wie bereits erwähnt, eine Übersicht zu liefern, warum das System der LKF in der angewandten Form nicht die artikulierten Ziele erfüllen konnte.

3. Resultate

Im Folgenden schließt eine Übersicht aller eingeschlossenen Publikationen, gegliedert nach Autor, Publikation und Thema an. Der Inhalt und die Ergebnisse der Studien werden kurz in einer Zusammenfassung in der vierten Spalte dargestellt.

Anschließend an die Darstellung der relevantesten Ergebnisse der Literatursuche werden die durch die österreichischen Entscheidungsträger verfolgten Ziele mit Einführung des LKF-Systems nochmals einzeln dargestellt und diskutiert.

3.1. Übersicht zu den Ergebnissen der Literatursuche

Autoren	Publikation	Thema	Kurzzusammenfassung
Ahrens, U., Böcking, W., Kirch, W.	Medizinische Klinik (2005); 100: 26-31;	DRG-Einführung in Deutschland – Handlungsoptionen für Krankenhäuser durch die Reform	Die Autoren verweisen auf einen verschärften Leistungs- & Qualitätswettbewerb ausgelöst durch DRG. Ein Überleben ohne Kooperationen, Fusionen etc erscheint ihnen in diesem Umfeld als schwierig. Sie schlagen den Krankenhausmanagern vor vermehrt die Kostenseite zu steuern und die Prozessabläufe zu optimieren.
Böcking, W., Ahrens, U., Kirch, W. Milakovic, M.	Journal of Public Health (2005) 13: 128-127	First results of the introduction of DRGs in Germany and overview of experience from other DRG countries	Die Auswirkungen der Einführung der DRGs in Deutschland wurden untersucht und mithilfe einer Literaturstudie mit den Ergebnissen von Studien in anderen Ländern verglichen. Wesentliche Ergebnisse daraus waren: - Tendenzen zur Kostensenkung und Profitabilität - Kürzere Aufenthaltsdauer, vielfach nicht durch höhere Aufnahmezahlen bzw. mehr behandelte Fälle kompensiert - Upcoding ist ein Problem, das mit der Zeit abnimmt - Die meisten Studien fanden keine Hinweise auf Patientselektion, aber eine Verlagerung in den extramuralen Bereich fand statt - Keine Qualitätsminderungen
Cots, F., Mercadé, L., Castells, X., Salvador, X.	Health Policy (2004) 68 (2): 159 – 168	Relationship between hospital structural level and length of stay outliers. Implications for hospital payment systems	Die genannten Ausreißer in der Aufenthaltsdauer in Krankenhäusern wurden können durch das Krankenhausstrukturniveau und nicht durch mögliche Patientencharakteristika gerechtfertigt werden.
Donaldson, C., Magnussen, J.	Health Policy (1992) 21 (1): 47-64	DRGs: The road to hospital efficiency	Die Autoren stellten in ihrer Untersuchung fest, dass DRGs erst dann sinnvoll sind, wenn eine effiziente klinische Praxis erreicht ist.

Ellis, R.P.	Journal of Health Economics (1998) 17 :537-556	Creaming, skimming, and dumping: provider competition on the intensive and extensive margins	Der Autor kann in diesem Kontext feststellen dass es aufgrund der prospektiven Vergütungssysteme zu Patientenselektion in den "profitablen" DRGs kommt, während weniger profitable DRGs vernachlässigt werden.
Ellis, R.P., McGuire, T.G.	Journal of Health Economics (1996) 15: 257-277	Hospital response to prospective payment: moral hazard, selection, and prcitce-style effects	Die Autoren bestätigen nochmals die Ergebnisse der Studie von Ellis (1998).
Farley, D.E., Hogan, C.	Health Services Research (1990) 25:5	Case-Mix Specialization in the Market for hospital services	Durch die Spezialisierung auf bestimmte DRGs, in diesem Artikel als "Case-Mix" benannt, kann zu Kostenreduktionen im Krankenhaus führen.
Fetter, R.B., Freeman, J.L.	Academy of Management Review (1986) 11 (1): 41-54	Diagnosis Related Groups: Product Line Management within Hospitals	Durch die "Produktklassifizierung", das heißt, die Beschreibung einer Behandlung einer bestimmten Diagnose, ergibt sich für das Krankenhaus darauf basierend die Möglichkeit "assembly lines" zu etablieren und in Folge zu integrieren.
Forsberg, E., Axelsson, R., Arnetz, B.	Scandinavian Journal of Public Health (2000) 28 (2) :102-110	Effects of performance-based reimbursement in healthcare	In den skandinavischen Ländern konnte nach Einführung eines DRG-Systems eine Reduktion der durchschnittlichen Aufenthaltsdauer im Vergleich zu vorher um einen Tag festgestellt werden. Die Autoren schließen daraus, dass das System einen Anreiz zu mehr Effizienz gibt.
Flöttmann, C. Schmidt, M.	Das Krankenhaus (2003) 12 :983-985	Finanzkrise der Krankenhäuser spitzt sich zu	Die Autoren gehen unter anderem darauf ein, dass die Krankenhausplanung von einer reinen Bettenplanung zur leistungsbezogenen Planung umgestellt werden sollte. Basierend auf DRG und dessen Nebeneffekte wie zB upcoding, stellt sich die Frage inwieweit darauf eine Planung aufgebaut werden könnte.

Autor	Quelle	Titel	Beschreibung
Gilman, B.H.	Health Economics (2000) 9 :277-294	Hospital respons to DRG refinements: the impact of multiple reimbursement incentives on inpatient length of stay	Die Autoren stellen fest, dass Krankenhäuser entweder nicht wollen oder nicht in der Lage sind die Anzahl der standardisierten Prozesse zu erhöhen und führen dies auf möglicherweise zu große Großzügigkeit in den generellen Bezahlungen zurück. Des Weiteren wird bestätigt, dass Wettbewerb um profitable „DRGs" und Selektion statt findet.
Hope Report	European Hospital and Healthcare Federation (2006)	DRGs as a financing tool	Die Studie von HOPE gibt eine generelle Übersicht über u.a. wie DRG in den verschiedenen EU-Staaten eingesetzt wird, welche Struktur des Gesundheitssystems dahinter steckt, die Auswirkungen etc. Ausgefüllt von Repräsentanten der Entscheidungsträgern wird für Österreich attestiert, dass die mit der LKF-Einführung verbundenen Ziele erreicht wurden.
Höß, V., Staudinger R.	Recht und Politik im Gesundheitswesen (2007) 13 (3) :74-82	Gesundheitswesen und die Rolle der Politik in Österreich	Die Autoren beschreiben die Konflikte in denen sich ein Politiker befindet, sowie die Problematiken die sich im österreichischen System aufgrund des Föderalismus ergeben und wieso die Finanzierung des österreichischen Gesundheitssystems in der derzeitigen Form als problematisch anzusehen ist.
Höß, V., Stummer, H., Staudinger R.	Journal of Behavioural and Health Care Research (2009)	The consequences of introducing a DRG-based prospective payment system on the average costs	Die Autoren stellten fest, dass durch die Einführung von LKF das deklarierte Ziel einer Reduktion bzw. Nivellierung der Kosten im Krankenhaus nicht erreicht werden konnte. Im Gegenteil, die durchschnitt!. Kosten stiegen an.
Höß, V., Thöni, M., Staudinger R.	Journal of Behavioural and Health Care Research (2009)	DRG-based market-orientation and integrated healthcare in Austria: developing an effective product portfolio	Die Autoren entwickeln eine Möglichkeit für die Krankenhäuser sich im Rahmen der gesetzlichen Vorgaben LKF und integrierte Versorgung entsprechend des Strukturniveaus zu positionieren.

Autor	Quelle	Titel	Beschreibung
Kroneman, N.	Health Policy (2001) 55 :19-36	Introducing DRG-based financing in Hungary: a study into the relationship between supply of hospital beds and use of these beds under changing institutional circumstances	In Ungarn konnte nach Einführung eines DRG-basierten Vergütungssystems eine Verkürzung der Aufenthaltsdauer festgestellt werden. Demgegenüber standen allerdings mehr Aufnahmen. Dadurch blieb die gesamte Belegung im Vorher-Nachher-Vergleich unbeeinflusst, und eine leicht geringere Effizienz konnte festgestellt werden.
Laimböck, M.	Springer Verlag (2009)	Die Zukunft des österreichischen Gesundheitssystems – Wettbewerbsorientierte Patientenversorgung	Der Autor beschreibt aufgrund von Vergleichen mit anderen Staaten, unter Hinziehung wirtschaftspolitischer Theorien, sowie aufgrund langjähriger Tätigkeit im Gesundheitssystem, wo die Problematiken für die Einführung des LKF liegen. Für den Autor liegt das Problem für das österreichische Gesundheitssystem im großen Einfluss der Politik auf zu treffende Entscheidungen.
Lauterbach, K.	Der Internist (2000) 6 :134-140	Auswirkungen von DRGs auf die Krankenhausfinanzierung	Der Autor weist vor allem daraufhin, dass neben den strukturellen Voraussetzungen, ein funktionsfähiges System an und für sich, das flexible Anpassungen erlaubt, notwendig ist.
Lüngen, M. Lauterbach, M.W.	Krankenhaus-Report 2003	Konsequenzen der DRG-Einführung für die ambulante Versorgung	Die Autoren weisen daraufhin, dass die institutionelle Zusammenarbeit durch die Einführung der DRGs nicht begünstigt wird aufgrund der strengen Trennung zwischen ambulanter und stationärer Versorgung.
Maarse, H., Rooijakkers, D. Duzijn, R.	Health Policy (1993) 25 (3) :255-270	Institutional responses to Medicare's prospective payment system	Die Einführung von Medicare's prospektiven Vergütungssystem führte zu mehr strategischem Management, förderte die Kooperation zwischen Krankenhaus und Arzt Beziehungen. Zur besseren Kooperation wurde unter anderem ein eine adäquates medizinischen Informationssystem entwickelt und das Ausmaß der medizinischen Aufzeichnungen erweitert.

Okamura, S., Kobayashi, R., Sakamaki, T.	Health Policy (2005) 74 (3) :282-286	Case-mix payment in Japanese medical care	In Japan wurde zwar eine Reduzierung der durchschnittlichen Aufenthaltsdauer festgestellt, aber gleichzeitig verharrten die Ausgaben für stationäre Patienten auf einem Niveau und es wurden steigende Ausgaben für ambulante Patienten nachgewiesen.
Pfeiffer, K.P.	Krankenhaus-Report (2001)	Fünf Jahre Erfahrung mit der leistungsorientierten Krankenhausfinanzierung (LKF) in Österreich	LKF führt zu einer systematischen Verkürzung der Verweildauern und einem zeitgleichen Anstieg der stationären Aufnahmen bedingt durch Verschiebungen aus dem ambulanten Bereich oder auch durch die Aufteilung eines Falles in mehrere Aufenthalte. Eine Verschlechterung der Versorgungsqualität konnten nicht festgestellt werden.
Pirson, M. Martins, D. Jackson, T. Dramaix, M. Leclercq P.	European Journal of Health Economics (2006) 7 :55-65	Prospective casemix-based funding, analysis and financial impact of cost outliers in all-patient refind diagnosis related groups in three Belgian general hospitals	Die Conclusio der Arbeit lautet, dass das derzeitige Wissen über die Kosten eines Krankenhauses nicht ausreichend ist. Es Bedarf eines genaueres Wissen über die Krankenhauskosten, da ca. 7-8% der Patienten rund 30% der im Krankenhaus verfügbaren Ressourcen beanspruchen.
Potthoff, F., Münscher, C.	MMW Fortschritte in der Medizin (2004) 146 (12) :46-49	„Welche Erfahrungen gibt es mit dem neuen Honorarsystem?"	Der Autor weist vor allem daraufhin, dass die Kopplung veranlasster Leistungen an die Vergütung zu ökonomischen Druck führen kann, der sich in Rationierungen – einer Reduktion der Leistungen am Patienten – niederschlagen könnte.

Sven Lange

Autoren	Quelle	Titel	Zusammenfassung
Robra, B.-P., Swart, E., Felder, S.	Krankenhaus-Report 2002 (Kapitel 4)	Perspektiven des Wettbewerbs im Krankenhaussektor	Die Autoren beschäftigen sich generell mit dem Versuch seitens der deutschen Entscheidungsträger marktwirtschaftliche Bedingungen im Gesundheitsbereich zu schaffen. Dabei führen sie an, dass die Einführung der DRGs als Festpreissystem (diese Systeme führen zu Ineffizienz) zwar zu einem Rationalisierungsdruck bei Teilen der Krankenhäuser führte nicht aber zu einem Preiswettbewerb. Wettbewerb setzt flexible Mengen voraus, dieser kann aber aufgrund von fixen Kapazitätsplanungen nicht entstehen, etc.
Rochell, B., Roeder	Arzt und Krankenhaus (2004) 7: 197-204	DRG Konvergenphase – tatsächlich Vereinheitlichung des Gleichen?	Die Autoren ziehen das Fazit, dass nur über die Definition von Versorgungszielen und durch regelmäßige Überprüfungen die weitere Einführung des DRG-Vergütungssystems im Sinne einer patienten- und qualitätsgerechten Versorgung verantwortungsvoll gesteuert, Potentiale genutzt und Grenzen respektiert werden.
Roeder, N., Rochell, B., Glocker, S.	Das Krankenhaus (2002) 9 : 702-709	Gleiche DRG-Leistung = Gleiche Real-Leistung? (I) – Oder stimmt das: Gleiches Geld für gleiche Leistung?	Die Autoren weisen daraufhin, dass je nach Krankenhausstrukturniveau den Krankenhäusern die DRGs noch relativ gewichtet werden. Daher stellt sich die Frage, ob die einer DRG zugeordneten Behandlungsfälle auch im Mittel sachgerecht über die DRG abgebildet sind und sachgerecht adäquat finanziert werden können.
Schölkopf, M.	Medizinische Klinik (2005); 100 (2) :94-8	Die stationäre Versorgung im internationalen Verleich – Ein Überblick	Der internationale Vergleich zeigt, dass nahezu jedes europäische Land mit DRGs arbeitet. Dabei wird dieses Instrument unterschiedlich eingesetzt, teilweise nur zur Bemessung in anderen Ländern auch zur Verteilung des Budgets, nie aber zu 100%. Genauso wenig gibt es in einem Land ein durchgängiges System.

Autor	Quelle	Titel	Zusammenfassung
Schützinger, B. Theurl, E. Winner, H.	Zeitschrift für öffentliche und gemeinwirtschaftliche Unternehmen (2007)	Krankenhausfinanzierung und Verweildauer. Eine empirische Untersuchung am Beispiel der Reform der Krankenhausfinanzierung in Österreich	Die Autoren untersuchen inwieweit die Einführung der Leistungsorientierten Krankenhausfinanzierung mit einer gleichzeitigen Erhöhung des Finanzierungsrisikos der Krankenhäuser Auswirkungen auf die Verweildauer hat. Tatsächlich gibt es in nahezu allen Diagnosen einen negativen signifikanten Effekt. Allerdings finden sich auch Anzeichen für einen Anstieg in der Hospitalisierungsrate
Serdén, L. Lindqvist, R. Rosén, M.	Health policy (2003) 65 :101-107	Have DRG-based prospective payment systems influenced the number of secondary diagnoses in health care administrative data?	Das Ergebnis der Studie war, dass die Anzahl der sekundären Diagnosen in Krankenhäusern in denen prospektive Vergütungssysteme angewandt werden stärker steigt als in anderen Vergütungssystemen.
Silverman, E. Skinner, J.	Journal of Health Economics, (2003) 23 :369-389	Medicare upcoding and hospital ownership	Die Studie zeigt klar, dass Upcoding, d.h. das höhere Codieren einer Krankheit als vorgesehen, tatsächlich ein Problem darstellt.
Simon, M.	Veröffentlichungsreihe der Arbeitsgruppe Public Health, Wissenschaftszentrum Berlin für Sozialforschung (2000)	Neue Krankenhausfinanzierung – Experiment mit ungewissem Ausgang	Der Autor stellt unter anderem fest, dass Bettenabbau nur dann zu erreichen wäre, wenn das Krankenhausplanungs- und – finanzierungsrecht reformiert werden würde und dessen Grundprinzipien verändert. Er stellt genauso in Abrede, dass selbst bei bundeseinheitlichen Preisen die Ausgaben gesenkt werden könnten.
Sloan, F.A. Valvona, J.	Social Science & Medicine (1986) 22 (1) 63-73	Why has hospital length of stay declined? An evaluation of alternative theories.	Die Untersuchung führt das Sinken der durchschnittlichen Aufenthaltsdauer sowie die Kostensenkungen in den DRGs auf bessere Operationstechniken und weitere Änderungen in der medizinischen Praxis zurück.

Theurl, E., Winner, H.	Health Policy (2007) 82 (3) :375-389	The impact of hospital financing on the length of stay: Evidence from Austria	Die Autoren konnten nicht nur die durchaus relevante Verminderung der durchschnittlichen Aufenthaltsdauer vor allem in DRGs mit längerer Aufenthaltsdauer feststellen, sondern auch eine Reduktion der Kosten innerhalb einer DRG nach Einführung von LKF.
Wertheimer, A. Rastogi, A.	Gesundheitsökonomie und Qualitätsmanagement (2002) 7 (5) :289-291	"Development and Experience with Diagnosis Related Groups (DRGs) in USA."	generelle Systembeschreibung über DRGs und Einführung in das amerikanische System.

3.2.   Resultate (basierend auf Literatursuche)

Im Folgenden werden die einzelnen Ziele nochmals herausgegriffen und mit der Literatursuche abgeglichen.

3.2.1. Höhere Kosten- und Leistungstransparenz

Eine höhere Leistungstransparenz durch die Einführung des Systems der LKF wird unter anderem vom Hope Report (2006) bestätigt. Des Weiteren wird vielfach seit Einführung des Systems von einer Leistungsexplosion gesprochen. Diese wird aber, so zeigen Untersuchungen, unter anderem durch die Aufteilung von Behandlungen in Diagnose und Therapie (Pfeiffer, 2001) herbeigeführt.

Eine höhere Kostentransparenz obwohl angeführt (zB durch HOPE) muss in diesem Rahmen bezweifelt werden. Da die Kostenverrechnungsordnung eine Aufteilung nach Diagnosegruppe an und für sich nicht vorsieht (BMGFJ, 2008b), sondern nur eine Zurechnung der Kosten zu einer Kostenstelle. Eine Kostenträgerrechnung je Diagnose wurde bis jetzt noch nicht eingeführt. Dennoch konnten Untersuchungen bestimmter DRGs zeigen, dass die Kosten je DRG teilweise gesunken sind (Theurl, Winner, 2002). Solche Untersuchungen werden aber außerhalb des normalen Krankenhausbetriebes und nur punktuell durchgeführt.

3.2.2. Langfristige Eindämmung der Kostensteigerungen

Höß, Stummer, Staudinger (2008) konnten eine Eindämmung der Kostensteigerung in einer Betrachtung über den gesamten landesgesundheitsfondsfinanzierten Krankenhausbereich nicht feststellen. Die Autoren wiesen vielmehr nach, dass die Steigerung in den Durchschnittskosten im Verhältnis zur Leistung überproportional ansteigt. Eine Untersuchung der Entwicklung der Kosten einer einzelnen DRG zeigte, wie bereits erwähnt, dass die Kosten für einzelne DRGs gesenkt wurden (Theurl, Winner, 2007).

Diese unterschiedlichen Ergebnisse sind, wie das bereits auch Pfeiffer (2001) getan hat, darauf zurückzuführen, dass Verschiebungen vom stationären mit DRG vergüteten Bereich in den ambulanten Bereich stattgefunden haben.

Des Weiteren konnten Höß, Stummer, Staudinger (2008) auch für Österreich nachweisen, dass die Belegung insgesamt nicht gesunken ist, vielmehr wurde eine Verkürzung der durchschnittlichen Aufenthaltsdauer durch eine Zunahme der Aufenthalte kompensiert. Somit stieg die generelle Belegung sogar marginal an.

Die angepeilte langfristige Eindämmung der Kostensteigerung ist somit als nicht erfüllt anzusehen.

3.2.3. Reduzierung unnötiger Mehrfachleistungen

Die Literatursuche konnte im Hinblick auf dieses Ziel bezogen auf den intra- und extramuralen Bereich insgesamt keine wissenschaftliche Fundierung finden. Es ist davon auszugehen, dass die Entscheidungsträger davon ausgingen, dass durch eine Beschränkung der Aufenthaltsdauer und einer Bepunktung einer Diagnose, die Kosten in der Behandlung und somit unnötige Mehrfachleistungen reduziert werden. Anhaltspunkte dafür, dass die leistungsorientierte Krankenhausfinanzierung zu einer Reduzierung der Mehrfachleistungen gesehen auf den gesamten intra- und extramuralen Bereich führt, konnten demnach auch keine gefunden werden. Eine Auswirkung kann aber aufgrund logischer Schlüsse auch nicht nachvollzogen werden, da die beiden Sektoren - intra- und extramural - autonom agieren. Dementsprechend kann eine Reduzierung der Mehrfachleistungen, wie bereits beschrieben, maximal innerhalb einer Behandlung, sprich einer Codierung, nachvollzogen werden.

Auch dieses Ziel kann somit als nicht erreicht gewertet werden.

3.2.4. Strukturveränderungen (u.a. Akutbettenabbau)

Die angestrebten Strukturveränderungen wie zum Beispiel die Reduktion der im europäischen Vergleich sehr hohen Akutbettendichte (Hofmarcher, Rack, 2006), konnte durch die Einführung von LKF nur marginal erreicht werden (BMGFJ, 2008a). Wie dies auch Simon (2000) ausführt, bedarf es dazu auch einer adäquaten Struktur des Gesundheitswesens insgesamt.

3.2.5. Einheitliches Planungs- und Steuerungsinstrument

Das System der LKF als Instrumentarium zur einheitlichen Planung- und Steuerung zu verwenden, wurde bereits bei der Einführung durch die Aufteilung in LKF-Kern- und Steuerungsbereich und die Zersplitterung der Kompetenzen auf Bund und Länder bereits ad absurdum geführt. Dazu kommt noch die „virtuelle" Zunahme der Leistungen, wie bereits erwähnt, durch unter anderem die Aufspaltung einer Behandlung in Diagnose und Therapie, die aus Sicht des Krankenhauses im Sinne der Punkte- und somit Mittelmaximierung nachvollziehbar ist. Stellt sich die berechtigte Frage inwieweit es möglich ist, auf diesen Daten eine verlässliche einheitliche Planung aufzubauen.

3.2.6. Weitere Aspekte

Aufgrund der Literaturrecherche erscheint es vielmehr, dass eine gewichtige Ursache, warum das System der LKF seine Ziele nicht erreichen konnte, in der politischen Struktur Österreichs liegt. Bereits Simon (2000) wies im Vorfeld auf die Problematik mit den gewachsenen Strukturen in Deutschland hin. Da das österreichische System noch am ehesten mit Deutschland vergleich bar ist, scheint dies auch für Österreich zu gelten.

Laimböck (2009) weist in seiner Arbeit noch präziser daraufhin und stellt folgenden Vergleich mit einer Kfz-Reparaturwerstätte an:

„Akteure:

- Versicherte

- Versicherung (erhält Versicherungsbeiträge von den Versicherten)

- Finanzier der Reparaturbetriebe (erhält Geld aus staatlichen Budgets und eine Pauschalzahlung von der Versicherung unabhängig von Leistungen und Versicherten)

- Reparaturbetriebe (erhalten Leistungen vom Finanzier bezahlt)

Die folgenden Bedingugen herrschen:

- Die Versicherten bezahlen einen geringen Versicherungsbeitrag und erhalten dafür vollständigen Versicherungsschutz gegen Kfz-Reparaturen von der Kfz-Reparaturversicherung (entspricht unseren Beiträgen zur GKV).

- Die Kfz-Reparaturversicherung hat keinen Einfluss auf Preise und Qualität der Werkstätten (entspricht dem Einfluss der Landesgesundheitsagenturen auf Krankenhäuser).
- Der Finanzier bezahlt an die Reparaturbetriebe die Kfz-Reparaturen und Preise.
- Der Finanzier wird aus Steuermitteln und Mitteln der Versicherung finanziert (und nicht von den Versicherten).
- Alle Leistungsausweitungen werden aus Steuermitteln an den Finanzier bezahlt.
- Der Finanzier hat keine Möglichkeiten auf das Angebot der Reparaturbetriebe Einfluss zu nehmen.
- Der Finanzier prüft weder Qualität noch die Notwendigkeit der Reparaturen. Im Reparaturbetrieb können die Versicherten ihr Kfz so oft sie dies für erforderlich halten reparieren lassen und Teile austauschen.
- Zwischen den Reparaturbetrieben besteht kein Wettbewerb über Preise oder Qualität.
- Kein Preissystem zeigt, welche Reparaturbetriebe teurer oder billiger sind.
- Die Reparaturbetriebe erhalten
  o Alle Kosten finanziert und
  o Eine staatliche „Existenzgarantie".

Welche Anreize werden damit geschaffen?

- Die Versicherten

  o Haben keinen Anreiz Reparaturen zu vermeiden und wollen unabhängig vom Kosten/Nutzen Verhältnis jede Leistung für ihr Kfz, die Zustand und Lebensdauer verlängern könnte;

  o Wollen ihr Fahrzeug nur in die besten und teuersten Reparaturbetriebe bringen.

- Die Werkstätten

  o Haben keinen Anreiz Reparaturen zu begrenzen oder kostengünstig durchzuführen; im Zweifel wird mehr als erforderlich repariert;

  o Werden immer teurere Reparaturmethoden entwickeln, um mehr Mittel zu erhalten;

  o Haben keinen Anreiz zum sparsamen Umgang mit Mitteln; bei Mittelknappheit wird mehr Geld vom Finanzier verlangt.

- Die Industrie wird immer neue Reparaturmöglichkeiten anbieten, die Reparaturbetriebe werden diese einsetzen und die Kosten dem Finanzier verrechnen.

Die Folgen dieser Anreize:

- Die Anzahl der Reparaturen steigt.

- Die Anzahl der Reparaturbetriebe steigt.

- Die Angebote der Industrie für die Reparaturbetriebe nehmen nahezu unbegrenzt zu.

- Die Finanziers benötigen zunehmend mehr Mittel.

- Da die Zahlungen unabhängig von Qualitätskontrolle erfolgen, wird die Qualität nicht optimal sein."

Diese Metapher trifft wie kaum eine andere die derzeitige Situation. Einerseits fühlt sich das Krankenhaus, „der Reparaturbetrieb", in seiner Position wohl und andererseits sind Politiker hinsichtlich der Entscheidungen im Gesundheitswesen aufgrund ihrer vielfältigen Rollen als Politiker, Entscheidungsträger, Betroffener, Kranker, etc. in einer heiklen Situation (Höß, Staudinger, 2007).

Gleichzeitig ist es sehr schwer, Einschränkungen oder gar die „Einführung einer marktwirtschaftlichen Struktur" im Gesundheitswesen der Öffentlichkeit gegenüber zu argumentieren und zu rechtfertigen.

Notwendige Reformen werden somit lange verzögert oder einfach nicht durchgeführt.

4. Diskussion

Die Literatursuche zeigt, dass die mit der Einführung des LKF-Systems in Österreich verbundenen positiven Intentionen, durch die Art und Weise der Umsetzung in mancherlei Hinsicht ad absurdum geführt worden sind.

So wäre es an der Zeit, entsprechend den Ergebnissen der Literaturrecherche, eine einheitliche Finanzierung bundesweit ohne Rücksichtnahme auf den propagierten Föderalismus einzuführen. Da aber eine Vielzahl von Interessen sowie Vertreter derselbigen an diesem Prozess beteiligt sind, wird es kaum - auch aus wirtschaftspolitischer Sicht (Weimann, 2006) - zu Änderungen im System kommen.

Des Weiteren sollte das System der leistungsorientierten Krankenhausfinanzierung auf den gesamten Krankenhausbereich ausgedehnt werden, da sonst genau das passiert, was in Österreich der Fall ist, Verschiebungen innerhalb des Krankenhauses von stationär zu ambulant, von Diagnose zu Diagnose, je nachdem wo mehr Punkte lukriert werden können. Das derzeitige System reduziert auch die Krankenhaushäufigkeit je 1000 Einwohner nicht, da Patienten einerseits zur Optimierung der LKF-Punkte pro Forma entlassen und wieder aufgenommen werden bzw. Diagnose und Therapie getrennt codiert werden.

Die Basierung der Vergütung basierend auf den Diagnosen ist theoretisch gesehen, sicherlich der derzeit beste bekannte Weg Wirtschaftlichkeit in staatlich finanzierte Krankenhäuser zu bringen. Die österreichische Umsetzung aber führt dazu, dass kaum Veränderungen erreicht worden sind und die gesetzten Ziele,

so wie ursprünglich gedacht nicht umgesetzt werden konnten.

5. Conclusio

Zusammenfassend konnte die Arbeit die möglichen Fallstricke aufzeigen, und mögliche Ansatzpunkte zur Verbesserung des Instruments der LKF erläutern.

Damit aber dieses Werkzeug in seiner ursprünglich angedachten Form funktionieren kann, ist es notwendig, dass wie so oft auch in der Wirtschaft, das Hinterland, sprich die Struktur, in die das neue System eingebettet wird, für das System geeignet ist.

Die Kompetenzzersplitterung im Krankenhausbereich sowie die uneinheitliche Finanzierung in Kombination mit den zahlreichen Interessensvertretungen im Gesundheitssystem machte es nahezu unmöglich, dass das LKF-System in der gewünschten Art und Weise funktioniert.

Es erscheint fast so, als wenn die Finanzierungsprobleme nicht in jenem Ausmaß bestehen, wie seitens der Entscheidungsträger kommuniziert, da ansonsten wesentliche Reformen stattfinden würden bzw. die Strukturen verschlankt werden würden, um Systemen wie der leistungsorientierten Krankenhausfinanzierung Raum zu geben erfolgreich zu sein.

Wie lange Österreich sich solche Lösungen im Gesundheitsbereich noch leisten kann, sei aufgrund der wirtschaftlichen und demographischen Entwicklungen dahingestellt.

6. Literaturverzeichnis

Ahrens, U., Böcking, W., Kirch, W. (2005). „DRG-Einführung in Deutschland –
Handlungsoptionen für Krankenhäuser durch die Reform". Medizinische Klinik. 100:
26-31;

Böcking, W., Ahrens, U., Kirch, W. Milakovic, M. (2005). „First results of the introduction
of DRGs in Germany and overview of experience from other DRG countries". Journal
of Public Health. 13: 128-127

BMGF (2004). Die Funktionsweise des österreichischen LKF-Systems. BMGF (Pub.)

BMGFJ (2008a). Krankenanstalten in Österreich – 2008. BMGFJ (Pub.)

BMGFJ (2008b). Handbuch zur Dokumentation von Kostendaten in
landesgesundheitsfondsfinanzierten Krankenanstalten 2004+. BMGFJ (Pub).

Breyer, F., Zweifel, P., Kifmann, M. (2005) „Gesundheitsökonomik, 5. Auflage". Springer
Verlag.

Cots, F., Mercadé, L., Castells, X., Salvador, X. (2004). "Relationship between hospital
structural level and length of stay outliers. Implications for hospital payment
systems." Health Policy. 68 (2): 159 – 168

Dickersin, K., Scherer, R. and Lefebvre, C. (1994). „Identifying relevant studies for
systematic reviews". British Medical Journal, Vol. 309: 1286-91

Donaldson, C., Magnussen, J. (1992). "DRGs: The road to hospital efficiency" Health
Policy. 21 (1): 47-64

Ellis, R.P. (1998). "Creaming, skimming, and dumping: provider competition on the
intensive and extensive margins". Journal of Health Economics. 17 :537-556

Ellis, R.P., McGuire, T.G. (1996). "Hospital response to prospective payment: moral
hazard, selection, and prcitce-style effects". Journal of Health Economics. 15 :257-
277

Farley, D.E., Hogan C. (1990) "Case-Mix Specialization in the Market for hospital
services". Health Services Research. 25:5

Fetter, R.B., Freeman, J.L. (1986). "Diagnosis Related Groups: Product Line
Management within Hospitals". Academy of Management Review. 11 (1): 41-54

Flöttmann C., Schmidt, M. (2003). „Finanzkrise der Krankenhäuser spitzt sich zu". Das
Krankenhaus. 12 :983-985

Forsberg, E., Axelsson, R., Arnetz, B. „Effects of performance-based reimbursement in healthcare". Scandinavian Journal of Public Health. 28 (2) :102-110

Gilman, B.H. (2000). "Hospital respons to DRG refinements: the impact of multiple reimbursement incentives on inpatient length of stay". Health Economics. 9 :277-294

Hofmarcher, Maria M., Rack, Herta M. (2006). „Austria. Health System Review" Health Systems in Transition; Vol. 8, No.3: 1-247

Hope Report (2006). DRGs as a financing tool. European Hospital and Healthcare Federation (Pub.)

Höß, V., Staudinger, R. (2007). „Gesundheitswesen und die Rolle der Politik in Österreich". Recht und Politik im Gesundheitswesen, Vol. 13., No.3: 74-82

Höß, V., Stummer, H., Staudinger, R. (2009). „The consequences of introducing a DRG-based prospective payment system on the average costs". International Journal of Behavioural and Healthcare Research.

Höß, V., Thöni, M., Staudinger, R. (2009). " DRG-based market-orientation and integrated healthcare in Austria: developing an effective produt portfolio". International Journal of Behavioural and Healthcare Research.

Kaufmann, L., Schneider, Y. "Intangible Unternehmenswerte als internationals Forschungsgebiet der Unternehmensführung – Literaturübersicht, Schwerpunkte und Forschungslücken." In: Immaterielle Vermögenswerte: Handbuch der intangible assets. Matzler, K., Hinterhuber, H.H., Renzl, B. und Rothenberger, S. (Hsg.). Schmidt Verlag. Berlin

Kroneman, N. (2001). "Introducing DRG-based financing in Hungary: a study into the relationship between supply of hospital beds and use of these beds under changing institutional circumstances". Health Policy. 55 :19-36

Laimböck, M. (2009). Die Zukunft des österreichischen Gesundheitssystems – Wettbewerbsorientierte Patientenversorgung. Springer Verlag. Wien.

Lauterbach, K. (2000). „Auswirkungen von DRGs auf die Krankenhausfinanzierung". Der Internist. 6 :134-140

Lüngen, M., Lauterbach, K.W. (2003). „Konsequenzen der DRG-Einführung für die ambulante Versorgung". Krankenhaus-Report 2003 (Kapitel 9).

Maarse, H., Rooijakkers, D., Duzjin, R. (1993). "Institutional responses to Medicare's prospective payment system." Health Policy. 25 (3) :243-254

Okamura, S., Kobayashi, R., Sakamaki, T. (2005). "Case-mix payment in Japanese medical care." Health Policy. 74 (3) :282-286

Pfeiffer, K.P. (2001). „Fünf Jahre Erfahrung mit der leistungsorientierten Krankenhausfinazierung (LKF) in Österreich. Krankenhaus-Report

Pirson, M., Martins, D., Jackson, T., Dramaix, M., Leclercq, P. (2006). „Prsopective casemix-based funding, analysis and financial impact of cost outliers in all-patient refind daignosis related groups in three Belgian general hospitals". European Journal of Health Economics. 7 :55-65

Potthoff, F., Münscher, C., (2004). "Welche Erfahrungen gibt es mit dem neuen Honorarsystem?". MMW – Fortschritte in der Medizin. 146 (12) :46-49

Robra,B.-P., Swart E., Felder, S. (2002). „Perspektiven des Wettbewerbs im Krankenhaussektor". Der Krankenhaus-Report 2002. Kapitel 4

Rochell, B., Roeder, N. (2004). „DRG-Konvergenzphase – tatsächlich Vereinheitlichung des Gleichen?". Arzt und Krankenhaus. 7 :197-204

Schöffski, O., Schulenburg, J.-M. (2000). Gesundheitsökonomische Evaluationen. 2. Auflage. Springer Verlag. Berlin

Schölkopf, M. (2005). „Die stationäre Versorgung im internationalen Vergleich – Ein Überblick". Medizinische Klinik. 100 (2) :94-98

Schützinger, B., Theurl, E., Winner, H. (2007). „Krankenhausfinanzierung und Verweildauer. Eine empirische Untersuchung am Beispiel der Reform der Krankenhausfinanzierung in Österreich". Zeitschrift für öffentliche und gemeinwirtschaftliche Unternehmen. 2.

Serdén, L., Linqvist, R., Rosén, M. (2003). „Have DRG-based prsopective payment systems influenced the number of secondary diagnoses in health care administrative data?". Health policy. 65 :101-107

Silverman, E., Skinner, J. (2003). „Medicare upcoding and hospital ownership". Journal of Health Economics. 23 :369-389

Simon, M. (2000). „Neue Krankenhausfinanzierung – Experiment mit ungewissem Ausgang." Veröffentlichungsreihe der Arbeitsgruppe Public Health, Wissenschaftszentrum Berlin für Sozialforschung

Sloan, F.A., Valvona, J. (1986). „Why has hospital lenth of stay declined? An evaluation of alternative theories." Social Science & Medicine. 22 (1) :63-73

Statistik Austria (2008). Indikatoren zu Fertilität, Geburtenentwicklung und Kinderzahl seit 1961.

Statistik Austria, Österreichische Gesundheitsausgaben

Theurl, E. (2004). "Some Aspects of the Reform of the Health Care Systems in Austria, Germany and Switzerland". Health Care Analysis. 7 (4):331-354

Theurl, E., Winner, H. (2002). „The impact of hospital financing on the length of stay: Evidence from Austria". Health Policy. 82 (3) :375-389

Weimann, J. (2006). "Wirtschaftspolitik – Allokation und kollektive Entscheidung". Springer Verlag. Wien

Wertheimer, A., Rastogi, A. (2002). "Development and Experience with Diagnosis Related Groups (DRGs) in USA." Gesundheitsökonomie und Qualitätsmanagement. 7 (5) :289-291